DU CHARLATANISME

OUVRAGES DU MÊME AUTEUR.

Sous presse pour paraître incessamment.

1° **MÉDECINE DOMESTIQUE ET PRATIQUE DES ENFANS.** Contenant l'exposé des maladies aiguës et chroniques des Enfans avec leur traitement le plus simple, mis à la portée de tou le monde, suivi d'un traité d'hygiène du nouveau-né et de la nourrice terminé par une série de formules économiques.

2° **DE LA FEMME CONSIDÉRÉE** sous les triples rapports physiologique, moral et littéraire. Mémoire lu et applaudi à la société nationale de médecine de Marseille.

3° **DES INFIRMITÉS HUMAINES.**

PARIS. — IMP. DE MOQUET, 92, RUE DE LA HARPE.

DU

CHARLATANISME

OU VÉRITABLES MOYENS DE PARVENIR

DANS LA PRATIQUE DE LA MÉDECINE.

MÉMOIRE ADRESSÉ

aux jeunes médecins, aux étudians en médecine, et aux pharmaciens.

CONTENANT L'EXPOSÉ FIDÈLE ET SUCCINCT DE LA CONDUITE QUE LE JEUNE PRATICIEN DOIT TENIR DANS LE MONDE POUR Y RÉUSSIR D'APRÈS NOS MOEURS ET LES USAGES REÇUS DE NOS JOURS.

PAR **Arsène GUIEN**,

Docteur en médecine, membre de la Société médico-chirurgicale de Montpellier, de la Société nationale de médecine de Marseille, médecin titulaire des dispensaires de la même ville.

Vulgus decipi vult, decipiatur.
(HORACE.)

PARIS.

MOQUET, LIBRAIRE,

RUE DE LA HARPE, 92.

1852

AVANT-PROPOS.

Ce travail sera diversement apprécié par le corps médical ; mais avant d'émettre son opinion, il serait essentiel de le lire dans toute son étendue: alors on pourra l'apprécier sainement; différemment on s'expose à faire une critique sans portée. C'est dans son ensemble qu'il convient de juger un ouvrage et non dans quelques lambeaux détachés et sans suite, et par conséquent sans liaison et sans force.

Le titre seul paraîtra un paradoxe aux yeux des esprits prévenus ; mais après les distinctions que j'établis en principe, si l'on entre dans le fond de la question, on s'apercevra bientôt que le charlatanisme défendu est traité sévèrement et même sans merci, sous quelque masque qu'il se déguise, tandis que je cherche à démontrer que le charlatanisme honnête est en honneur même parmi les médecins les plus distingués. Je n'avance rien, du reste, sans donner mes preuves que je puise à bonne source.

Ce travail, en un mot, présentera l'historique des faits et gestes de tout ce que j'ai pu voir pendant une expérience de 16 ans d'exercice de la médecine dans l'une des plus grandes villes de France ; tout y est dit sans passion ni amertume ; je ne fais ni apologie, ni diatribe ; mon but est louable ; c'est de faire éviter aux jeunes confrères qui débutent dans la carrière bien de pénibles écueils, leur faire conserver la dignité doctorale intacte ; afin d'arriver sûrement à l'honneur et peut-être à la fortune.

A toutes les objections que l'on pourrait me faire, je donnerai cette seule réponse : Ce mémoire a été lu dans le sein d'une société de médecine, en présence d'un grand nombre de docteurs parfaitement instruits, et pas un reproche sérieux ne lui a été adressé ; quelques-uns même ont avoué qu'il était frappant de vérité et parfaitement historique. Je suis loin pourtant de supposer qu'il échappe à la critique en tout point. Qui ne sait que tout ce qui sort de l'esprit humain est frappé du cachet de l'imperfection ?

Dans tous les cas, cet opuscule équivaut par lui-même à cinq ans d'expérience toujours aussi coûteuse que péniblement acquise ; il est en quelque sorte le complément des études classiques : celles-ci enseignent le savoir, et mon traité apprend le savoir-faire.

DU CHARLATANISME

OU

VÉRITABLES MOYENS DE PARVENIR DANS LA PRATIQUE DE LA MÉDECINE.

Vulgus decipi vult, decipiatur.

HORACE.

Il n'est pas douteux que, si l'on ôtait de l'esprit de l'homme les vaines opinions, les espérances flatteuses, les fausses préventions, les imaginations faites à plaisir, il ne tombât dans la mélancolie, le chagrin et l'ennui.

BACON.

Le vulgaire considère comme charlatan, celui qui court les villes et les campagnes, pour vendre des médicaments auxquels il attribue des effets merveilleux.

Les savants donnent cette épithète à tout individu qui, par un artifice quelconque, cherche à surprendre la confiance publique, en se faisant passer pour plus habile qu'il n'est en réalité.

Ce dernier genre de charlatanisme peut être considéré comme une science qui mérite une étude spéciale ; c'est le savoir-faire, talent, en général, trop négligé des hommes d'un grand mérite ; aussi restent-ils souvent cachés sous le boisseau, tandis que les esprits médiocres se gardant bien de le dédaigner, y prêtant même toute leur attention, arrivent rapidement à la fortune et à la considération publique.

Je n'entends donc point parler ici du charlatanisme de ces hommes qui montent sur des trétaux, battant la grosse caisse, de ce fléau honteux qu'engendre le plus souvent le besoin et qui vit d'imposture; aucun médecin ne pourrait de nos jours se livrer à cette espèce de charlatanisme sans se perdre d'honneur dans l'estime publique.

Nos lois ont, du reste, réprimé une partie de ces abus, et il faut espérer que nous parviendrons un jour à leur destruction complète.

Nous devons, en conséquence, distinguer deux sortes de charlatanisme ; le charlatanisme honnête ou des gens d'esprit, et le charlatanisme éhonté ou des ignorants. De là suit nécessairement cette conclusion forcée d'un charlatanisme permis et d'un charlatanisme défendu.

De nos jours, il est rare que l'on établisse cette distinction ; on se complait même à une sorte de confusion de mots à cet égard.

Aux yeux de certains docteurs, un médecin est entaché de charlatanisme, dès que par les ruses les plus innocentes, il s'efforce de percer la foule afin d'attirer l'attention publique

Pour mériter l'approbation de ces austères confrères, il convient de rester dans l'ombre, de leur laisser le champ libre ; afin qu'ils puissent à leur aise exploiter une bonne et belle clientèle. Tout ce qui tend à leur soustraire un seul de leurs nombreux clients, c'est du charlatanisme.

Voilà en vérité le fond de toutes leurs pensées. Ils ne veulent point permettre qu'une intelligence plus jeune, plus active, plus dévouée, arrive pour éclipser une réputation bien souvent assurée par des coteries.

Les sciences et les arts font tous les jours de nouveaux progrès ;' pourquoi l'art de tromper honnêtement en médecine resterait-il en arrière? le charlatanisme dont je parle est plus raffiné, il est plus en rapport avec nos mœurs.

Arriver à la célébrité et à la fortune par un moyen quelconque, tel est, je crois, le mobile de presque toutes nos actions, et comme il n'est pas très-facile d'y parvenir par ses propres talents, par la raison toute simple que le mérite aujourd'hui court les rues, que souvent les personnes qui en possèdent le moins captivent le mieux la confiance publique, le médecin, plus particulièrement, est obligé, par position, d'avoir recours à une foule d'artifices plus ou moins adroits pour s'attirer la confiance, afin de donner une haute idée de ses connaissances et de son habileté médicale.

Si nous voulons bien nous pénétrer de cette question nous reconnaîtrons bientôt qu'il n'y a peut-être pas un médecin qui, au moins une fois dans sa vie, n'ait essayé du charlatanisme dont je parle. Aussi le professeur Rèche de Montpellier (1) disait-il avec beaucoup de sens : que

(1) Discussion orale, examens de 1833.

le médecin qui n'emploie point le charlatanisme a beaucoup de peine à réussir dans sa pratique, principalement au début.

A moins toutefois, qu'il ait assez de talents et de protections, là où les places ne sont point données au concours, pour arriver au professorat d'une faculté, d'une école secondaire ; ou bien encore, à faire le service public d'un grand établissement (lycée, séminaire, lazaret, octroi, chemin de fer, etc., etc., etc.) ou enfin d'une bonne société de secours mutuels dans le genre de celles qui existent à Marseille (1).

(1) Les sociétés de prévoyance et de secours mutuels sont certainement des associations très-utiles et pleines d'humanité. Mais l'avarice les a détournées de leur véritable destination qui est de secourir l'ouvrier laborieux et honnête : peu à peu on a vu s'y glisser des gens aisés et même riches qui ne rougissent pas de donner 2 fr. à un médecin pour être soignés toute l'année au moyen de cette modique somme.

Il est évident pour toute personne de bonne foi que ces sociétés ont besoin d'une grande réforme, qui porte principalement sur leur organisation vicieuse et leur accaparement par quelques privilégiés intrigans.

Cet état de choses a jeté le corps médical dans une dégradation et une dépendance dont il aura de la peine à se dégager, notamment en ce qui concerne les jeunes médecins qui pour arriver à faire de la médecine quand même

Cependant les médecins des hôpitaux ne consentent pas toujours à se priver du bénéfice du charlatanisme. Pour s'en convaincre, il n'y a qu'à lire les journaux de Marseille (1) du 12 au 16 décembre 1847.

Je comprends parfaitement que soutenir une thèse pour mettre en honneur le charlatanisme, quelque mitigé qu'il soit, peut paraître paradoxal et peu moral pour certaines susceptibilités médicales. Je me contenterai de répondre à ces caractères pénibles ou trop délicats par les paroles qu'un grand homme avait mises à la

ne craignent pas d'aller au rabais; afin de soustraire ces sociétés à leurs confrères, dont l'un m'a assuré en avoir été ainsi dépouillé complètement.

(1) Il en est de même de plusieurs autres localités.

(2) A propos d'une amputation du bras pratiquée sur une femme à l'aide des inhalations du chloroforme, 2 ou 3 ex-chirurgiens de l'établissement, font savoir au public le plus ou moins de supériorité de leur liqueur soporifère. L'un d'entre eux assure même que c'est lui seul qui a apporté le chloroforme de Paris, et que c'est par l'effet de la pression de son indicateur sur le piston que la soupape s'est soulevée légère et de bonne grâce; ils préviennent en même temps le public qu'ils n'ont rien plus en horreur que la réclame.

tête de son discours profond et original, paroles empruntées à un poète de l'antiquité :

Barbarus hic ego sum, quia non intelligor illis (1).

Pour procéder avec ordre, nous retracerons d'abord, en quelques mots, au jeune médecin ce qui est défendu par une austère probité médicale, l'emploi des moyens qui, bien loin de lui être utiles, pourraient, au contraire, lui être préjudiciables, et le perdre de réputation aux yeux de ses confrères et du public.

Ensuite nous lui donnerons les règles à l'aide desquelles il pourra marcher à la réputation et à la fortune, sans jamais nous écarter des lois inspirées par un charlatanisme honnête et irréprochable.

D'abord un médecin, sous aucun prétexte, ne doit jamais avilir la dignité de sa personne et de son ministère ; qu'il se souvienne toujours que son état est un vrai sacerdoce, que s'il se dégrade par une conduite répréhensible, il

(1) Discours de J.-J. Rousseau à l'académie de Dijon : Si le progrès des sciences et des arts a contribué à corrompre ou à épurer les mœurs.

mérite d'être couvert de honte et de confusion et méprisé de ses confrères.

On ne parle plus aujourd'hui de la magie naturelle du fameux Merlin, du grand Albert, de l'abbé Trithesme, de Jean Pic de la Mirandole et de Paracelse. Toutes ces piperies exciteraient la risée ; mais on ne craindra pas de faire des annonces sous forme d'affiches placardées dans tous les carrefours, disant effrontément au public avoir fait la découverte d'une méthode plus sûre, plus radicale, pour guérir une maladie secrète ou scrophuleuse à l'aide d'un prétendu spécifique. La fureur des affiches est poussée si loin par ces grands docteurs qu'ils ne reculent pas même devant les immondices et les puanteurs des necessari housse.

Quelques-uns font imprimer des bulletins offrant la description des maladies les plus dégoûtantes et les donnent ensuite à distribuer sur les places publiques, afin de faire connaitre le lieu des oracles d'une haute valeur scientifique.

Un vrai modèle de médecin charlatan éhonté était ce Lucas de Nevers, dont parlait un journal d'heureuse mémoire. Ce Lucas avait fait graver sur sa porte ces mots : *Lucas medicus salutat vos.*

Celui-ci annonce également qu'il est un professeur de bonheur demeurant au 4me étage.

Le superfin de l'annonce ; c'est celle d'une pommade dont l'étiquette en deux mots, renferme des promesses fabuleuses, la voici : toujours vierge ! Il est certainement permis à un médecin de dire à un malade : — Mettez-vous entre mes mains, je vous traiterai, et vous ne payerez d'honoraires qu'autant que vous aurez été guéri ; — cette proposition n'a rien que d'honnête et de consolant. Mais quelquefois ces apparences cachent un piège.

Après de nombreuses visites, le malade est toujours le même ; son compte chez l'apothicaire est en état d'obésité et furieusement ballonné. Là, se trouvent confondus : — le prix réel du médicament, le bénéfice de l'officine, et le salaire du médecin qui traite le malade *gratis pro Deo.*

Arrière donc, ces honteux et impudents charlatans dont l'art de guérir arrache jusqu'à la dernière obole du pauvre ouvrier, toujours sous le fallacieux prétexte de le guérir promptement.

On peut mettre au même niveau, cette classe de médicastres qui se glissent comme des serpents vénimeux, chez les clients, n'ayant jamais dans la bouche que la médisance et la calomnie, cherchant à supplanter par subterfuges; semblables à des corsaires, ils ne vivent que de rapines; ce sont les écumeurs de la médecine.

Enfin, d'autres, couverts d'un masque hypocrite, à la voix mielleuse, plus fins, plus roués, quelquefois titrés et jouissant même d'une certaine considération, lorsqu'ils sont appelés auprès d'un malade déjà entre les mains d'un autre médecin, d'abord, ils refusent, ils se font prier, ils n'acceptent point par délicatesse, ne voulant point avoir l'air de supplanter leur confrère (1); mais bientôt secouant cette pudeur feinte et importune, ils disent fièrement aux

(1) D'autres fois leur conduite est mieux calculée; ils agissent par insinuations perfides, par réticences, ou bien ils prennent le ton tranchant et sarcastique et s'imposent chez les clients en les leurrant d'une décevante guérison.

parents de la personne malade : Je ne puis faire des visites à l'insu du médecin ordinaire et comme en cachette ; il faut choisir l'un ou l'autre ; payez et donnez congé à votre médecin. Et quand ils ont été assez heureux pour obtenir la guérison, ils déclarent effrontément aux malades : sans moi, sans mon remède merveilleux, vous étiez perdu.

Cependant nous connaissons une foule de médecins moins haut placés et plus jeunes qui en pareille circonstance demandent aux parents à faire des visites consultatives, et en cas de réussite, bien loin d'abaisser le mérite de leur confrère, conservent après un heureux succès une grande modestie, mais chose étrange ! Les leçons de bonne confraternité viennent souvent plutôt d'en bas que d'en haut.

Je ne m'étendrai pas davantage sur ce honteux charlatanisme ; votre expérience et votre bon sens vous feront suppléer facilement à ce que je préfère taire. A quoi bon venir ici vous étaler les plaies hideuses de notre profession ? vous reconnaîtrez là sans peine le charlata nisme des médiocrités, ou plutôt des harpies médicales.

Ces quelques mots suffiront, je l'espère, pour vous en dégoûter et vous faire conserver intacte la dignité de votre honorable profession.

Je m'étendrai davantage et plus volontiers sur le charlatanisme permis ou des gens d'esprit.

Je me ferai un vrai plaisir de vous faire connaitre comment vous devez vous y prendre pour arriver aux honneurs et à la fortune, comment, en un mot, vous pouvez acquérir une bonne clientèle.

D'abord, vous me demanderez peut-être si pour parvenir il est plus avantageux d'être docteur en médecine ou officier de santé.

Je répondrai à cette question ; que si l'on est dans l'intention de concourir au professorat dans une faculté ou une école secondaire, si on veut faire le service d'un hôpital ou d'un établissement public, le titre de docteur est indispensable. Mais si l'on a la modeste prétention d'exercer dans le civil, le titre d'officier de santé est suffisant. Pourquoi, en effet, se livrer à de longues études, dépenser beaucoup d'argent pour obtenir un vain titre que le public généralement apprécie très-peu, et dont vous ne retirerez aucun avantage? car outre qu'un officier de santé fait moins d'études littéraires et médicales, il dépense moins d'argent pour parvenir à son grade et jouit presque absolument des mêmes avantages que les docteurs. N'en voyons-nous pas qui roulent équipage pour visiter de nombreux clients, tandis qu'une foule de docteurs distingués sont sans malades, réduits à la misère (1) ; et n'allez pas croire que ces médecins méritent leur sort par leur incapacité; ce sont des hommes instruits et brillants dans les sociétés savantes.

Et quoique la loi défende aux officiers de santé de pratiquer une opération sanglante majeure sans l'assistance d'un docteur, ils le

(1) Nous en avons connu qui vivaient du denier de la veuve et obligés pour satisfaire la faim de tendre des pièges aux rats.

font, absolument comme si la loi était non avenue.

Du reste, ce qui démontre l'absurdité de cette loi; c'est qu'il n'est pas un docteur qui, en pratiquant une grande opération, ne se fasse assister par un confrère ; voudrait-il en agir autrement qu'il n'oserait prendre sur lui une pareille responsabilité.

Ainsi, cette loi est ridicule de tout point.

Quoi qu'il en soit du titre dont il vous plaira vous décorer, dès que le jeune médecin a terminé ses études, ce n'est pas petit embarras pour lui et ses parents de savoir comment et dans quel lieu il montera son cabinet; c'est qu'en effet de ce choix dépend souvent tout l'avenir du nouvel Esculape.

Et d'abord dans quelque ville que vous vous établissiez, il est pour vous de la plus haute importance de faire élection d'un joli quartier.

N'allez pas toutefois vous camper au milieu des gens riches qui n'accordent leur confiance qu'aux médecins âgés ou traînant équipage. Pour les jeunes médecins, ils consentent quelquefois à leur accorder leur protection, mais voilà tout. N'habitez pas non plus un quartier pauvre ; parce que vous ne verriez bientôt affluer dans votre cabinet que des gens déguenillés.

Sans toutefois dédaigner les malheureux, quand ils se présentent chez vous, ce qui serait répréhensible ; néanmoins pour votre réussite, il convient beaucoup mieux de loger dans un quartier où figurent l'honnête bourgeois, et l'industriel aisé ; ils sont moins difficiles, et bien souvent, ils savent mieux apprécier les jeunes talents.

Quand vous aurez fait choix d'une maison d'habitation, ne redoutez pas la dépense du loyer ; le premier étage est de rigueur, et c'est là, où vous devez fixer votre sanctuaire, qui doit briller comme celui d'un grand docteur ; une belle bibliothèque, enrichie de tous les auteurs anciens et modernes, des meubles en acajou, des broderies dans le dernier goût, en feront le plus bel ornement.

Des places réservées seront destinées aux instruments de chirurgie, aux objets d'histoire naturelle, aux tableaux des grands maîtres ; les croix, les médailles, les peaux de lion et de tigre, les oripeaux de toute espèce, doivent s'étaler et y briller partout, afin d'annoncer au public étonné, et votre mérite, et votre force scientifique.

Au milieu de ce séjour enchanté, enveloppé dans une robe de chambre en tissu de soie et parsemée de larges rosaces écarlates, tenant lieu de l'antique robe doctorale, vous ne pouvez manquer d'éblouir tous les yeux, et entraîner vers vous les esprits les plus récalcitrants.

Un grand nombre de personnes imbues de cette maxime générale de l'évangile, que nul ne saurait être bon prophète dans son pays, concluent de là, qu'un médecin commettrait une grande imprudence s'il s'avisait d'exercer son état dans le pays qui l'a vu naître.

J'observerai d'abord, à ces personnes, que J.-C. parlait ainsi des fonctions apostoliques en particulier, et non de tous les états indistinctement ; car ce principe une fois admis, personne ne devrait demeurer sur le sol natal, chacun devrait s'expatrier : le globe ne présenterait plus que le spectacle ridicule d'une migration continuelle.

Il est certain, que lorsque le médecin est inconnu dans un pays où il apparaît pour la première fois, il y produit l'effet d'un brillant météore, d'une comète énigmatique, qui, apparaissant à de rares intervalles, ou d'une manière imprévue, attire partout l'admiration publique, la distance a été et sera toujours favorable aux illusions d'optique.

Comme la plante exotique, la vertu scientifique du médecin sera toujours d'autant plus puissante qu'elle viendra de loin et sera plus inconnue.

Cependant un docteur fera bien de se fixer dans son pays, s'il renferme beaucoup de gens intelligents, et surtout généreux et aisés. En arrivant, il n'oubliera pas de distribuer aux notabilités de l'endroit des exemplaires de la thèse qu'il a soutenue à la Faculté: il montrera par là que son diplôme est parfaitement en règle ; ces honnêtetés le relèveront aux yeux de ses concitoyens et lui concilieront l'estime générale.

Du reste, n'est-il pas agréable de se trouver

à son début et dans le pays que l'on habite, considéré, aimé et estimé? dès lors tous les obstacles, toutes les peines disparaissent, et cette carrière si pénible, si orageuse, devient une source de plaisirs et de sensations; puisque vous pouvez secourir et consoler immédiatement l'humanité souffrante, et même l'arracher souvent à un trépas inévitable. La première année, on se crée parfois une existence honorable et même une position influente.

En effet, quel est le médecin actif et intelligentqui dans son pays ne devienne au moins administrateur, ou médecin del'hospice, conseiller municipal, adjoint, voire Maire, s'il existe une commune ?

Je ne veux conseiller l'expatriation qu'aux jeunes médecins qui auront fait quelque découverte merveilleuse, comme l'homœopathie d'Hahnemann, la crânologie de Gall, l'hydrosudopathie de Prietnitz, le magnétisme animal, l'ablation de la cataracte sans opération, enfin la mégalantropogénésie de Robert, etc., etc. ; en un mot, une spécialité quelconque.

A l'aide de ces nouveaux systèmes extraordinaires, joints à un baragoin étranger, et à un costume piquant et original, ils auront bientôt la vogue.

Il semble, en effet, que la médecine soit une science mystérieuse et toute de confiance qui réclame un langage inintelligible et un dehors peu ordinaire ; si elle abandonne son antique jargon pour s'exprimer comme les gens du commun, aussitôt qu'elle se dépouille de sa perruque à trois marteaux et de sa soutane noire pour revêtir un costume trivial, le prestige tombe, elle perd sa magique influence ; il en est de même des magistrats, des pontifes, des rois ; qu'ils se dépouillent de leurs insignes, aussitôt ils perdent en considération et tombent dans le mépris. Voilà une des sources principales du peu d'estime et d'égard dont les médecins jouissent de nos jours en France(1).

(1) Cette assertion est tellement démontrée que des preuves deviennent superflues ; rappelons-en pourtant quelques-unes peremptoires.

Qui ne sait en effet, que depuis longtemps notre noble profession est mise au rang de l'industrie, et soumise à la patente ?

Qui ne connait la folle prétention de certains magistrats,

Un principe général, une loi immuable nous poussent vers le progrès et nous forcent à marcher avec notre siècle, même dans ses modes et ses usages.

Par conséquent, nos jeunes docteurs qui désirent sincèrement parvenir, doivent aujourd'hui être pleins de grâces et d'élégance, avoir le ton patelin, le sourire romantique; en un mot, être les Dorats de la faculté.

Si une nature ingrate vous a fait manquant

avocats ou personnages plus ou moins haut placés,qui semblables à des professsurs de faculté, s'imaginent avoir des connaissances suffisantes pour juger des faits ayant trait à l'exercice de la médecine et autorisent par leur conduite des procès scandaleux ? N'avons-nous pas vu sous le règne précédent la chambre des députés vouloir soumettre les médecins à jouer le rôle de dénonciateurs, à révéler les secrets qui leur sont confiés, contrairement à un autre article du code pénal qui leur interdisait la révélation, on voulait les obliger à la fois à parler et à se taire ; cette prétention exorbitante révolta nécessairement le corps médical; car la patience comme le mépris doivent avoir des bornes, la cour de cassation en fit bonne justice.

Sous ce même régime déchu, lorsqu'il s'agit de porter à la pairie l'illustre docteur Double, n'osa-t on pas mettre pour condition qu'il renoncerait à cette belle profession, qui lui avait donné ses plus beaux titres de gloire ?

Ce fait seul est inouï, il dépasse toutes les bornes, et caractérise tout un règne.

de dehors, de grâces et de manières, vous avez plus besoin de qualités solides, votre réputation se formera lentement, vous devez être plus polis, la politesse coûte peu, et rend beaucoup. Puisque la mode le veut ainsi, pourquoi ne pas rehausser l'éclat du mérite par le luxe et le goût de la toilette et du bon ton?

Souvenez-vous qu'on est traité dans le monde suivant ce qu'on y paraît : qu'un Rothschild, un ministre d'état, un prince se présentent mal habillés, ils passeront pour des cuistres.

Il convient donc d'être toujours en tenue fashionable dans les sociétés, les réunions publiques comme sur le pavé, toujours prêts à voler au secours de l'humanité souffrante. Ce sera même une preuve d'adresse et d'un tact distingué si vous pouvez faire vos ordonnances en madrigaux, porter le luxe jusque dans vos prescriptions, quoi de plus beau!

Sur papier rose ou de Chine,
Il met ses ordres du jour,
Et parle de médecine,
Comme l'on parle d'amour,

Plus fin que ses camarades,
Jamais il ne risque rien,
Car il ne prend de malades.
Qu'autant qu'ils se portent bien. (Scribe).

Gardez-vous bien de suivre le conseil d'un ancien médecin qui prétendait qu'un vrai docteur devait avoir un extérieur triste et même un peu rembruni : *medicus figuram faciei habeat meditabundam ac subtristem.*

Un médecin de nos jours doit disputer d'élégance et de futilité avec nos mirliflores et nos incroyables. Il doit savoir son monde, un peu d'afféterie à la vérité dans son maintien ; mais cette afféterie on la lui passe d'autant plus volontiers qu'elle est accompagnée de plus de grâces.

Il faut pourtant éviter le caractère plaisant, c'est toujours un mauvais personnage et rarement en faisant rire se fait-on estimer.

C'est surtout à son début que ces conseils seront utiles au jeune médecin ; car à son aurore étant toujours fort intéressant, il doit profiter de cet avantage, comme les jeunes filles tirent partie des qualités attachées à leur fraîcheur, relever le tout : 1° par un grand fond de frivolité qui n'est que de circonstance; 2° se procurer une élocution aisée, des manières agréables, de belles formes, une taille bien prise, en un mot, tout ce qui fait un joli homme, un charmant cavalier; 2° s'exercer à avoir une mémoire heureuse, surchargée d'une brillante nomenclature, fondée sur des termes nouvellement inventés. Avec cela il fera fortune, il aura des prôneuses, et avec leur appui, il est bien sûr que les prôneurs ne lui manqueront pas; en un mot, notre jeune Esculape doit sentir le besoin qu'il a d'être prôné, appuyé, préconisé par les matadors.

Il est évident, mon cher confrère, que la parure seule vous fera ressembler à une belle statue; du linge frais, une canne à pomme d'or, des diamants, des gants jaunes, un habit noir irréprochable, tous ces ornements sont fort attrayants; mais il faut que la parole, comme j'ai eu l'honneur de vous le dire, rehausse leur éclat; un bon médecin doit être un excellent discoureur; car le précieux talent de la conversation a fait la fortune d'une foule de gens d'ailleurs très-médiocres dans leur spécialité.

Dans tous les cas, le malade aime assez qu'on l'entretienne de lui-même, qu'on lui adresse quelques mots de consolation et d'espérance. d'autre part, la loquacité bruyante est un écueil où la dignité doctorale vient parfois échouer, *medicus loquax, ægro alter morbus*, dit un proverbe de l'antiquité.

Il est certain que la science n'est jamais de reste; mais à défaut, il convient toujours de paraître savant.

Un bon médecin doit se mettre dans l'esprit qu'il doit discourir sur tous les sujets bien ou mal, n'importe. Il doit répondre hardiment à toutes les questions proposées et bien se souvenir qu'un seul mot n'est pas médical, c'est le mot : Je ne sais.

Rayez donc ce mot de votre dictionnaire, et souvenez-vous bien que,

L'ignorant qui se vante est toujours préféré
Au savant trop modeste et qui vit ignoré.

Mais prodigue de paroles, n'allez pas à travers un déluge de mots, vous trahir par intempérance de langue, comme il est arrivé à certain étourdi qui, étant dans une réunion nombreuse, et voulant se vanter de son illustre clientèle, se prit à dire..... J'étais le médecin de Mgr feu de Mazenod, de feu le général Caravac, feu M. de Roux, de feu le duc de Sabran, de feu le marquis de.... l'étourdi, tous ses malades étaient morts. Interrompu par un éclat de rire général, il s'aperçut que souvent trop parler nuit.

Un médecin appelé Jeaufroy, en imposait à ses clients en leur persuadant qu'il était l'auteur de l'ouvrage sur l'histoire naturelle composé par l'illustre Geoffroy-Saint-Hilaire. Fatigués de ses forfanteries, des curieux furent aux informations, et l'imposture fut bientôt reconnue, à la grande confusion de l'impudent médecin.

Voltaire disait à ses adeptes : Mentez, mentez, il en reste toujours quelque chose.

Danton voulant enseigner l'art de l'orateur, répétait souvent : de l'audace, de l'audace et toujours de l'audace. Pour moi, plus modeste, je dirai aux médecins : pour paraître savant, du verbiage, du verbiage et toujours du verbiage. Mais, me direz-vous, vous proscrivez donc la science? vous n'en voulez pas?

Il le fallait jadis, mais maintenant,
Nous avons fait bien des métamorphoses ;
Il faut, sous peine d'être pédant,
Cacher toujours le savoir sous les roses.
Sur les livres pourquoi pâlir ?
Le seul instinct et me guide et m'éclaire,
Et sans chercher à l'acquérir,
Moi j'ai trouvé l'art de guérir
Comme vous trouvez l'art de plaire.

Scribe.

Il existe des personnes assez simples pour s'imaginer que c'est par l'étude qu'elles se procureront de l'avancement et de la gloire. « Croyez-moi, cher confrère : pour prétendre aux faveurs de la fortune, il ne faut que se rendre utile et complaisant à ceux qui ont beaucoup de crédit et d'autorité ; être bien fait de sa personne, flatter les grands et les riches ; souffrir de leur part, en riant, toutes sortes d'injures et de mépris, quand ils trouvent bon d'en agir de la sorte ; ne se rebuter jamais de mille obstacles qui se présentent; avoir un front d'airain et un cœur de rocher ; dire rarement la vérité qui blesse ; après cela tout le reste est inutile ».

Un médecin fera son profit de ces leçons ; elles lui conviennent à merveille, plusieurs d'entre-eux à la vogue, et au savoir problématique n'ont pas d'autres secrets dans leur réussite que la mise en pratique de cette doctrine.

Est-il avantageux, pour se faire connaître, qu'un docteur écrive ou qu'il se borne à sa toilette, à son verbiage, ou aux intrigues, laissant ensuite à ses cures merveilleuses le soin d'emboucher les cent trompettes de la renommée ?

Il y a avantage et danger d'écrire ; en écrivant bien, on peut acquérir en peu de temps une réputation européenne ; mais pour que vos écrits soient lus et estimés, il faut étaler des titres scientifiques sur le frontispice de votre ouvrage ; l'effet en sera merveilleux aux yeux du public.

Mais celui qui, ne connaissant pas ses forces, veut absolument faire gémir la presse, s'expose à la malignité des confrères, et Dieu sait ! ..... Et surtout des sots. Ici donc, comme partout, à côté des roses, on va rencontrer des épines quelquefois bien cuisantes.

Si toutefois vous avez le courage d'affronter ce danger sans vous arrêter à ces paroles d'Horace :

. . . . . versate diù quid ferre recusent
Quid valeant humeri.

Étalez, avant tout, une vaste érudition, citez une avalanche d'auteurs connus et inconnus, et comme feu l'illustre chevalier et docteur de la princesse Adelaïde, enfoncez-vous dans la mine du néologisme ; n'allez pas toutefois demeurer trop longtemps dans l'antre de la montagne de la philosophie morale et scientifique pour en sortir ensuite tout hérissé de pinceaux trempés dans sa teinture ammoniaco-laqueuse et tout inondé de découvertes transcendantales et trucidantes (1). Mais, me direz-vous, quand on écrit médecine, doit-on écrire comme des Racine et des Fénélon ; voulez-vous donc que le vulgaire soit initié aux mystères du sanctuaire d'Esculape ? où en serions-nous ? que deviendrait notre état si le peuple connaissait nos secrets ?

Non sans doute, les ignorants doivent se sou-

1 Style du chevalier et docteur.

mettre avec confiance à nos expérimentations ; *faciamus experimentum in anima vili.*

A des maux inconnus, à des découvertes nouvelles, il faut des noms nouveaux.

Il faut des mots durs, et comme veut Horace, dérivés du grec et surtout très-longs ;

Qu'ils soient plus longs qu'une toise,
Comme de Paris à Pontoise. (RACINE).

Si votre intention est d'écrire sur la médecine, n'oubliez-pas l'à propos, sachez profiter d'une occasion qui se présente de traiter une maladie régnante ; gardez-vous de la laisser échapper ; car, le plus souvent, une occasion perdue ne se présente plus.

Si donc une épidémie se déclare dans le département que vous habitez, ne la laissez pas disparaître sans composer un bon mémoire sur cette maladie, en prenant la précaution de placer au frontispice de l'ouvrage tous vos titres scientifiques, votre nom et surtout votre demeure. A ce sujet, je vous dirai tout bas : que vous travaillerez dans la lune si vous ne prenez pas la précaution de faire appuyer votre travail par une sommité littéraire ou par un ré-

avez ravi tout l'auditoire, et que vous avez été interrompu par de fréquents applaudissements. Voilà les grandes ruses de ceux qui ont le plus d'esprit. Mais les petites ressources ne sont pas à négliger, et souvent la fortune dépend des plus petites circonstances. Invité à dîner avec des convives nombreux, il faut, dans ce but, se faire demander de temps en temps au dessert par un message pressé, faire parfois réveiller une partie des habitants d'une rue, comme si l'on cherchait le domicile d'un fameux docteur dont un grand personnage réclame les secours.

Si l'on vient vous demander chez vous, en votre absence, faites dire hardiment que vous êtes à faire votre cours de pathologie ou de physiologie, quoiqu'en réalité vous soyez occupé à faire votre partie de domino, de billard, ou de lansquenet; *mendacium medicis concedendum esse* dit Platon (1).

Si le sort vous appelle à être membre du jury, donnez une haute idée de votre réputation en affirmant que vous ne pouvez siéger, attendu

(1) Nous ne croyons pas que cette doctrine de Platon soit conforme à la vraie orthodoxie.

que, par nouvelles télégraphiques, vous êtes prié de partir à l'instant pour la ville voisine; afin de prodiguer vos soins à un grand personnage tout fraîchement débarqué.

Puisque nous sommes en train de ruses innocentes et honnêtes, je vous observerai qu'une des plus fréquentes et des meilleures; c'est d'avoir toujours l'air d'être accablé sous le poids des affaires, se bien garder d'aller imprudemment promener sur les places publiques et les quais. Soyez toujours pressé sur le pavé, et les personnes de connaissances qui vous verront presque courir en marchant, se diront:

Voyez combien d'argent il gagne,
Il n'a pas un moment à lui ;
C'est la Pologne et c'est l'Espagne ;
Il soigne le nord et le midi.

Si l'héritage paternel ou une bonne dot de femme vous le permettent, tâchez d'en imposer par une fausse opulence, prenez quelquefois équipage, brûlez le pavé et ayez l'attention de vous arrêter devant les édifices publics et les magasins qui brillent le plus par l'éclat de leurs devantures; que votre voiture soit revêtue de ses armoiries; que l'équipage soit digne

d'un grand docteur, d'un homme célèbre (1).

Eh ! oui, Monsieur ; c'est bien juste en effet :
Tous les docteurs un peu célèbres
Ont au moins un cabriolet
Payé par les pompes funèbres.
On doit beaucoup à leurs secours ;
Pourrait-on sans leur faire injure,
Les voir à pied ? eux qui font tous les jours
Partir tant de gens en voiture? (SCRIBE).

Ainsi parle ce méchant comédien; laissez-le dire et faites vos affaires. Il passera comme tant d'autres, et finira peut-être comme ses confrères, par être abandonné de la faculté, tant pis pour lui! il apprendra qu'on ne s'attaque pas en vain à un corps aussi redoutable.

N'oubliez pas aussi, l'observation est importante, de profiter de l'occasion qui se présente de faire une opération sanglante, surtout une amputation. Un jour de retard sera pour vous une perte irréparable ; l'occasion de faire beau-

(1) Il existe chez nous 4 grandes classes de médecins :
1° Les médecins à voitures (à 4 roues).
2° Ceux à cabriolet (à 2 roues) ;
3° Ceux qui vont à pied dans des bottes vernissées ;
4° Ceux qui ayant connu la mauvaise fortune marchent sur leurs souliers éculés.

coup de bruit ne se présentera plus : un confrère plus adroit, plus actif s'en sera emparé.

Souvenez-vous qu'il faut répandre du sang pour vous donner une renommée des plus vastes ;

N'importe que l'on dise que vous êtes un bourreau qui ne sait que couper et tailler en plein drap ; combien de militaires, de généraux ne doivent leurs décorations et leurs grades qu'à la réputation d'être bons sabreurs. Ainsi cherchez partout des blessures graves, des cancers, des gangrènes, et enlevez-les d'une manière sûre, rapide et douce, *tutò, citò, jucundè.*

Enfin veuillez bien ne pas dédaigner les singularités des manières, les tons d'inspirés et de prophètes.

Toutes ces ruses doivent se déployer avec beaucoup d'adresse, sans gaucherie, d'un air grave et assuré.

Un des grands leviers pour remuer les masses en votre faveur, ce sont les femmes : si vous êtes prôné par elles, votre fortune est assurée ; car les femmes se trouvent partout, et leur influence est toute-puissante sur l'esprit des hommes. Ce sont les femmes qui ont fait la réputation d'une foule de docteurs émérites ; car les femmes se mêlent de tout, principalement de médecine ; elles font et défont les renommées ; les intrigues de cour ne réussissent point sans l'intermédiaire des femmes. C'est d'après leurs conseils que se décident le plus souvent, les grands coups d'état, la paix ou la guerre. Ainsi, dites-vous, comme cette femme de la comédie :

> Je tâcherai de plaire à ces dames
> Qui séduiront leurs époux. C'est ainsi
> Que l'on parvient : c'est toujours par les femmes;
> Voilà comment j'ai placé mon mari.

Il y a des médecins qui pour se former une clientèle, se font recevoir d'un cercle ou d'une société bourgeoise ; généralement le médecin sera déplacé dans la plupart de ces sociétés : ces associations lui seront plus nuisibles qu'utiles; là il se trouvera constamment en contact avec des gens dont il ne gagnera pas la confiance, et qui le mésestimeront par l'effet seul que produit la grande familiarité ; il sera encore en face de personnages qui étudieront ses petits défauts, ses travers d'esprit, son endroit faible, comme chacun en a, afin de pouvoir rire à ses dépens.

Il existe pourtant d'honorables exceptions.

Je n'engagerai pas davantage à se faire recevoir membre d'une société de médecine, là aussi vous serez presque toujours en guerre avec des confrères, la plupart dévorés d'une sotte jalousie. Je dis la plupart, car tous ne sont pas atteints de cette maladie; quoi qu'il en soit, je maintiens le principe d'une manière générale.

Les sociétés de médecine, il est vrai, ont été instituées pour concourir au progrès des sciences médico-chirurgicales, les discussions théoriques et pratiques faites dans leur sein, en donnant de l'émulation, font jaillir dans les esprits studieux des divers membres qui les composent des vérités, des modifications, parfois des données neuves et importantes qui, jugées et acceptées, peuvent ainsi être sanctionnées par ces corps savants. Rien de plus louable, sans doute, si tout se passait dans cet ordre d'idées; mais généralement parlant, ces sociétés manquent à la pensée dominante qui a présidé à leur création, et je n'en veux point d'autres preuves que l'éloignement constant des médecins des écoles et hôpitaux, comme de la majeure partie des autres membres du corps médical, ceux même qui en font partie abandonnent les séances à un petit nombre de sociétaires zélés dont la plupart figurent au bureau qui discute et tranche les questions au nom de tous les membres absents.

Les autorités elles-mêmes les apprécient si peu que, lorsqu'il s'agit de faire un choix pour remplir des places vacantes, rarement elles vont puiser dans ce sanctuaire d'élite, elles affectent même de faire les nominations presque constamment en dehors de ces corps savants.

Il suffit, en outre, d'avoir fréquenté ces sociétés peu de temps pour s'apercevoir que loin de rendre les rapports des membres plus sympathiques, les discussions qui s'y soutiennent avec violence tendent sans cesse à aigrir les esprits, à tel point, que là où l'on devrait voir régner l'harmonie, chaque jour se relâchent d'avantage les liens d'une bonne confraternité, aussi les caractères doux et paisibles sont portés à s'en tenir éloignés pour sauvegarder au moins les égards dus par la politesse et les convenances entre personnes bien élevées, et remplissant le même ministère.

Voici, en effet, ce qui a lieu dans la plupart de ces sociétés : quand Hippocrate dit oui, Gallien répond non ; Chrysippe surviendra et renversera l'opinion de l'un et de l'autre. Celui-ci, à son tour, sera combattu par Erasistrate.

Hérophile veut faire prévaloir son système, qui est aussitôt anéanti par Asclépiade.

Themison, Musa, Vexius Valens font valoir leurs théories, qui sont bientôt condamnées par Thésalus. La doctrine de ce dernier est supplantée par celle de Crinas le Marseillais, qui veut que l'on mange, boive et dorme à l'heure qu'il plaît à la lune et à Mercure.

Charinus son compatriote, le remplace bientôt et veut que l'on se baigne dans l'eau froide, en hiver même, et plonge les malades dans l'eau naturelle des ruisseaux.

Enfin sous une forme éthérée et insaisissable, arrive Hahnemann ; il veut tout simplement faire table rase de la pathologie et de la thérapeutique anciennes et modernes ; il prétend qu'on doit faire jouer la machine pneumatique sur tous les flacons et bocaux des officines pour les remplir de globules ou bulles d'air dans des proportions infinitésimales ou mystérieuses et à travers lesquelles il ne reste jamais qu'un grand vide.

Fort heureux encore, lorsqu'à raison de tel ou tel système de médecine, on n'en vient pas aux gros mots.

C'est à ces sociétés, que l'on devrait adresser les vers que le docteur Garth, fondateur du dispensaire, lançait, en 1693, à ses détracteurs :

Muse, raconte-moi les débats salutaires
Des médecins de Londres et des apothicaires:
Contre le genre humain si longtemps réunis,
Quel Dieu pour nous sauver les rendit ennemis ?
Comment laissèrent-ils respirer leurs malades,
Pour frapper à grands coups sur leurs chers camarades?

Ainsi dans l'un et l'autre cas, vous dépenserez de l'argent inutilement, sans aucun profit pour votre avancement.

Si c'est un talent de savoir acquérir des clients, c'en est un également de savoir les conserver ; c'est peut-être plus difficile encore.

D'abord, quoique vous ayez votre opinion politique comme un autre, gardez-vous de la manifester ; destiné par état à calmer les passions, vous ne devez ni les exciter, ni les épouser chaudement ; soyez tout à tous, en vous réservant, toutefois, pour le scrutin ; votre mission, à vous, c'est de guérir les plaies et les maladies du corps, vous êtes médecin avant tout.

Que vous ayez affaire à des personnes riches ou pauvres, soyez complaisant, modeste et d'une humeur joyeuse ; gardez-vous d'imiter certains jeunes confrères qui croient se distinguer par leurs emportements et leurs brusqueries envers les malades, en imitation de certaines célébrités chirurgicales et provinciales surannées ; cette conduite annonce un grand fond d'orgueil, et semble toujours dire à nos semblables : *faciamus experimentum in anima vili.*

Cette méthode réussit rarement de nos jours,

où l'on exige des personnes bien élevées, beaucoup de douceur et de prévenance. Autre temps, autres mœurs ; qui ne sait que les caractères doux et paisibles répandent de l'onction sur tout ce qui les approche ? heureux, dit J.-C., ceux qui sont doux ; car ils posséderont la terre. C'est surtout envers les femmes vaporeuses, nerveuses, les hypochondriaques, que vous devez être gracieux, complaisants et pleins d'attention. Gardez-vous bien de leur dire : qu'elle sont des malades imaginaires. Quand vous ne leur prescririez, comme font les homœopathes, que des globules de sucre de lait dans l'eau claire de fontaine, ou des pilules de mie de pain, vous les soulagerez beaucoup.

Voici comment se composent ces merveilleuses et salutaires prescriptions :

Mica panis candidi	2 grammes,
Sirupus	q. s.

Faites 15 pilules.

Il existe une foule de maladies nerveuses qui ont cédé à cette simple médication.

Autre très-efficace :

Protoxyde d'hydrogène	4 grammes,

A prendre 10 gouttes dans un demi-verre d'eau sucrée, 3 à 4 fois dans la journée.

Les maladies nerveuses résistent rarement à cette médication énergique et homœopathique.

Combien de jeunes dames leur doivent le bonheur d'une brillante santé, après avoir mené longtemps une vie languissante et pleine de souffrance. Ha ! c'est que l'imagination est la folle de la maison, et lorsque vous êtes parvenu à la garotter et à la museler, tout rentre dans le calme et la tranquillité la plus complète. Voilà le secret des réussites de la méthode des homœopathes ; leurs succès sont aussi problématiques que leurs médications.

Maintenant traitons sur le salaire dû au médecin :

C'est un point extrêmement délicat ; aussi nous nous étendrons un peu sur un sujet aussi important ; car c'est la conclusion de tout ce que je vous ai dit jusqu'à présent. A quoi vous serviraient, en effet, toutes vos ruses, vos méthodes curatives et vos nombreux clients, si vos fatigues ne devaient aboutir à aucun résultat.

Chacun doit vivre de son état ; le prêtre de l'autel, l'avocat et les juges du procès. Cependant par une singulière exception ,le médecin n'est pas toujours récompensé de ses peines. Après avoir beaucoup étudié, bien travaillé, la misère l'attend; il finit bien souvent par mourir de faim, abreuvé de dégoûts ; et ne croyez pas que je parle de quelques rares exceptions ; mais c'est la grande généralité, et il nous serait facile d'en citer de lamentables exemples.

Autrefois on pouvait s'enrichir dans la médecine ; mais aujourd'hui la concurrence est telle qu'on a de la peine à joindre les deux bouts.

Chacun est médecin, ou du moins prétend l'être.
L'idiot, le moine, le prêtre,
Le juif, le bateleur, la vieille, le barbier,
Si nous les en croyons, savent tous le métier.

Ceux qui s'enrichissent de nos jours, sont comme de 10 à 100. Aussi beaucoup de médecins, dégoûtés d'un état qui réclame des études très-pénibles, longues et dispendieuses l'ont abandonné pour se livrer au commerce ; ils ont eu le bon sens, en mettant l'amour-propre de côté, de s'apercevoir à temps que cette carrière en donnant un peu d'honneur, ne pouvait donner, comme disait Gusman d'Alfarache, de quoi vivre que dans la vieillesse heureuse.

Réfléchissez donc bien avant d'entreprendre une pareille carrière, ou efforcez-vous de vous retirer à temps; afin de ne pas manger votre patrimoine en attendant la clientèle, surtout si vous devez la former vous-même.

Rappelez-vous que toutes les âmes n'ont pas une égale aptitude au bonheur, comme toutes les terres ne portent pas également des moissons; que la fortune est une fille de bonne maison qui, trop souvent, se prostitue à des valets.

Le succès sera presque certain si quelqu'un de vos proches ou un ancien médecin vous cèdent leur clientèle, vous seriez bien maladroit si vos efforts n'étaient pas couronnés de la réussite, ayant entre les mains le pain et le couteau, à vous les honneurs, à vous les richesses.

Il arrive le plus souvent que les malades oublient après leur guérison les brillantes promesses faites à leur médecin. Le Dr Cabrol, ayant à soigner une jeune fille d'une tumeur fongueuse à l'ombilic qui donnait passage aux urines, les parents, comme il arrive journellement, lui promirent la moitié de leur fortune, s'il parvenait à la guérir : « Par ainsi, je m'acquittai fidèlement de la promesse que j'avais faite de la guérir, dit Cabrol ; mais je me vis frustré de celle des parents, la moitié du bien du père étant convertie en double ducat, qui fut donné pour le salaire de ma peine. »

Le plus grand argument des mauvais payeurs une fois guéris, c'est, disent-ils, qu'ils n'ont pas été guéris. Il en est qui ont tellement confiance dans ce moyen, qu'ils en usent après la guérison de chaque maladie.

En voici deux exemples entre mille : un docteur ayant traité un enfant de la teigne, la mère satisfaite ne se possédait plus de joie ; car cette maladie est très- dégoûtante.

Au bout d'un certain temps, le médecin présente son compte, et tandis que le petit enfant se tenait debout devant notre docteur, celui-ci, en souriant, passait complaisamment la main sur sa tête qui était d'une propreté remarquable.

Mais à la vue du compte susdit, la mère, prenant un air rembruni, demande au docteur s'il veut plaisanter.

Je ne plaisante jamais en pareille matière, répondit froidement le médecin ; tout travail mérite récompense.

De quel travail parlez-vous ? dit la mère.

Eh quoi ! repartit vivement notre confrère, vous avez déjà oublié que j'ai guéri votre enfant d'une maladie dégoûtante ? C'est ce qui vous trompe, reprit la mère avec assurance, mon enfant n'est pas guéri. Cependant, dit le docteur, il ne reste plus aucun vestige de sa maladie, toutes les croûtes ont disparu ; sa tête est aussi propre que la vôtre. C'est vrai, repartit la mère, les croûtes ont disparu ; mais elles sont cachées en dedans et d'un moment à l'autre elles peuvent reparaître.

Voici le second fait : Un commis négociant, ayant contracté une blennorrhagie, désirait que le médecin le guérît sans vouloir consentir à discontinuer ses mauvaises habitudes, c'est-à-dire qu'il demandait au docteur d'éteindre un incendie que lui commis s'efforçait d'alimenter par de continuels combustibles ; il est évident que tous les efforts du praticien devaient rester sans succès.

Comme de juste, il n'en présenta pas moins son compte pour ses peines et soins.

Comme il s'y attendait, le commis négociant ne manqua pas de refuser le payement en objectant qu'il n'était pas guéri, quoi qu'involontairement il eût avoué ses faiblesses.

L'affaire étant portée devant le juge, ce vénérable magistrat prononça un jugement dont la teneur portait à peu près ce sens :

« Attendu qu'un médecin ne doit pas tra-
» vailler pour le roi de Prusse ; attendu que le
» client en question n'avait point réprimé ses
» appétits vénériens pendant le traitement ; at-
» tendu enfin que lorsqu'un commis négociant

» n'a pas trouvé sa balance, son patron ne lui » retient pas ses appointements, le prévenu » est condamné à payer au médecin ses hono- » raires et aux dépens. »

Mais comme l'avocat perce toujours à travers la robe du juge la moitié du salaire fut rognée au docteur.

Ce n'est point sans raisons que les médecins expérimentés conseillent d'avoir recours rarement aux tribunaux pour obtenir leur payement.

Là on se trouve en face de gens généralement peu sympathiques, qui croient voir dans les médecins des rivaux de gloire et de fortune, paraissant souvent leur jouer un tour plaisant en ne leur rendant pas justice complète. Cette conduite n'a rien qui doive surprendre; les avocats ne sont-ils pas imbus des préjugés du public à l'égard des médecins?

Leur conduite, leurs plaidoiries pleines de fiel contre les médecins le prouvent assez. Nous avons vu des avocats distingués applaudir jusqu'au délire des pièces satyriques dirigées contre le corps médical. Toutefois, quoiqu'il n'existe pas entre l'avocat et le médecin toute l'harmonie et la sympathie qui devraient exister entre gens également instruits et bien élevés, il y a pourtant entre eux beaucoup d'analogie d'état. Un ancien proverbe dit :

> Médecine et procure,
> Fais-toi payer quand le mal dure.

C'est qu'il y a entre les médecins et les avocats de nombreux points de ressemblance ; on a recours à l'un quand les fonctions organiques se troublent ; on a recours à l'autre quand l'esprit est affecté. Le malade endure t-il des souffrances, il dit à son médecin : Guérissez ma maladie, soyez mon libérateur, à vous mon or, à vous mes richesses, à vous la moitié de ma fortune.

Le plaideur est-il troublé dans sa propriété ou dans la jouissance d'un droit acquis, il dit à l'avocat : Soyez mon défenseur, faites triompher ma cause, tous mes biens seront insuffisants pour vous récompenser.

Puis vient la fin de la maladie et du procès ; il est temps d'effectuer ces brillantes promesses. Le malade est-il guéri, le procès gagné : c'est la force de la constitution, la nature qui ont tout fait ; c'est le triomphe du bon droit ; le docteur ni l'avocat n'y sont absolument pour rien.

Le malade succombe-t-il, le procès est-il perdu : c'est le médecin qui a tort ; il n'a pas connu la cause, ni la nature de la maladie.

C'est l'avocat qui a montré peu de capacité ; il a perdu la cause par la faiblesse de son éloquence et l'insuffisance de ses investigations ; il ne connaissait pas l'affaire.

Ainsi va le monde.

Enfin la plupart des gens guéris ressemblent un peu à l'arlequin de la comédie italienne : Arlequin ne payant pas son médecin est assigné, comparaît et dit : Je ne veux pas de la santé que le docteur m'a donnée ; j'offre de la lui rendre et de la déposer au greffe, pourvu qu'il y dépose aussi la maladie qu'il m'a ôtée ;

chacun reprendra alors ce qui lui appartiendra.

C'est que le public est naturellement ingrat, et qui sert le public ne sert personne ; aussi quand les services des médecins sont si éminents qu'ils excèdent les bornes de la reconnaissance, ils ne sont payés que par l'ingratitude ; c'est ce qu'on voit notamment dans les épidémies et les malheurs publics ; comment récompense-t-on son dévoument et son désintéressement : on est rempli d'admiration pour l'héroïsme de la charité de la sœur hospitalière, du prêtre, de l'ouvrier et du bourgeois ; rien de mieux ! on les récompense d'une manière éclatante ; très-bien ! mais pour les médecins, il n'en est question que pour leur faire marchander quelquefois une médaille d'un vil métal, ou bien encore pour leur dire sèchement : ils n'ont rempli que leur devoir. C'est que le médecin a le malheur d'être plus grand que les gens au milieu desquels il se trouve ; aussi son destin est de vivre et de mourir comme en terre étrangère, au milieu d'un public qui se croit son juge naturel, quoique frappé d'une inaptitude et d'une incompétence absolue. A beaucoup d'orgueil et d'absurdité il joint un grand fonds de frivolité et de cruauté. Il est imbu d'une foule de préjugés dont il ne se guérira jamais.

Rien encore n'est plus ordinaire que d'entendre des malades reprocher aux médecins les maux qu'ils éprouvent, et attribuer ceux-ci à un traitement qui aurait été nuisible plutôt qu'utile.

De parcils reproches peuvent sans doute être fondés dans quelque cas ; mais ordinairement ils résultent de l'ignorance, de l'injustice, et plus particulièrement encore de l'ingratitude des malades ou de leurs proches.

Le malade atteint d'une affection chronique irrémédiable ou rebelle, trouve tout simple d'accuser le mauvais effet des médicaments, plutôt que les progrès inévitables du mal. D'autres fois, ayant négligé de récompenser les soins qui lui ont été prodigués, il croit devoir justifier son ingratitude par des inculpations outrageantes. Tout symptôme fâcheux est alors le produit des remèdes, et quand la maladie s'aggrave, c'est toujours la faute du médecin. Il ne connaît de criterium que le résultat : si le malade meurt, le médecin le plus habile est pour lui un ignorant ; s'il guérit, le plus ignoble médicastre devient à ses yeux un homme de génie ; il déverse à tort et à travers la diffamation et la louange.

Souvent alors le médecin appelé pour succéder au confrère disgrâcié est érigé en juge, et faut-il l'avouer, trop souvent pour l'honneur de l'art, ce juge entraîné par des motifs dont la bassesse n'a pas besoin d'être spécifiée, abonde charitablement dans le sens du malade ou de la famille.

Un médecin probe, instruit et bien pénétré de la dignité de sa profession, se tiendra en garde contre toute déception de cette nature, surtout dans les cas d'arbitrage judiciaire.

Voici quelques considérations plus particulièrement pratiques : en général, quand vous présentez un compte à votre client, ne l'arrondissez pas trop, soyez raisonnable et n'ayez pas l'air pressé, comme si vous aviez besoin d'argent; ce serait le moyen peut-être de ne pas être payé. Le tarif généralement admis, c'est qu'on doit traiter gratuitement les malheureux, l'ouvrier aisé paie habituellement 1 fr. par visite, l'honnête bourgeois de 1 fr. 50 à 2 fr., les gens riches de 3 à 5 fr.. Ces derniers étant les plus mauvais payeurs, communément parlant, pour les décider à délier leur bourse, sans les fâcher; on les prie de ne solder que quand ils auront de l'argent; comme ils en ont toujours, et d'un autre côté, ce moyen stimulant leur amour-propre, réussit assez bien sans avoir l'air d'importuner. Du reste, le prix est toujours relatif à l'importance de la guérison ou de l'opération, et enfin à la fortune des familles.

Les marchands, les industriels aisés sont les plus courants ; voilà de bons clients; avec ces braves gens soyez complaisants et pas trop difficiles : car on gagne parfois beaucoup en refusant de gagner : *recipe dum dolet, nam sanus solvere nolet* ; peu de malades ont la mémoire du cœur et se croient encore vos débiteurs lorsqu'ils vous ont gratifiés de quelques écus : il en est peu qui se disent : *hoc debeo, quod solvo, et quod solvo adhuc debeo.*

Beaucoup de gens ne font du médecin leur ami que pour se dispenser de solder des honoraires ; d'autres imaginent s'acquitter par quelques politesses ou par quelques menus cadeaux.

Si les médecins savaient s'entendre, la misère qui existe aujourd'hui dans la masse du corps médical, parce que les clients abusant de la bonté naturelle du médecin ont contracté l'habitude de ne plus les payer, cesserait bientôt.

Il n'y aurait qu'à suivre la méthode anglaise, qui consiste à se faire payer après chaque visite: le public, surtout les riches, en seraient d'abord révoltés, mais bientôt ils en prendraient l'habitude, et le trouveraient naturel et plus aisé.

Quant aux consultations de cabinet, qui depuis longtemps sont faites gratuitement, voici comment un journal engage de s'y prendre :

Il faut d'abord demander au client s'il désire une consultation verbale dont le prix n'est que de 2 fr. ou une consultation par écrit, laquelle coûte 10 fr. ; on place ainsi le consultant dans une alternative qui lui fait remplir son devoir.

Toutefois le journal aurait dû ajouter : que cette méthode paraîtrait inconvenante adressée à des clients ordinaires, et ne saurait guère réussir qu'auprès des personnes étrangères ou d'aventure, lesquelles vont frapper à la porte de tous les cabinets des docteurs, au nombre desquelles nous devons mettre en première ligne messieurs les syphilidiens.

Voilà, ce me semble, des moyens nombreux et suffisants pour réussir dans la médecine.

Qui oserait blâmer ces ruses innocentes ? ce charlatanisme honnête et plein de probité. Toutes ces ressources, ce savoir-faire blessent-ils votre susceptibilité, votre exquise délicatesse, vous préféreriez peut-être que chacun s'abandonnât à son génie et ne comptât qu'avec son talent.

Mais alors détruisez ces basses passions, ces intrigues plus ou moins ingénieuses qui existent dans le corps médical, notamment quand il s'agit d'emporter une bonne place d'assaut (1).

Anéantissez, si vous le pouvez, cette terrible maladie de la jalousie qui, comme un cancer, dévore lentement la majorité des médecins, et les abandonne à un isolement et à un égoïsme étroit et mesquin.

(1) Comme de nos jours toutes les places sans distinction sont données au favoritisme, il convient d'être souple, intrigant, habile à la manœuvre, et il faudra en agir de la sorte tant que les administrations les donneront sans contrôle aux mieux protégés, sans appréciation du mérite et du savoir. Qu'on ne se révolte pas de cette conduite qui est pratiquée par les médecins les plus riches, et les plus haut placés ; car ce sont eux qui possèdent les places les mieux rétribuées et cumulent tous les emplois, avec les exigences d'une nombreuse clientèle, ce qui est contraire aux intérêts des médecins malheureux et des pauvres malades qui ne peuvent être soignés convenablement par des hommes surchargés de travaux.

Le tableau que je viens de tracer des ruses employées en médecine, est l'historique fidèle de tout ce qui se passe chaque jour sous nos yeux, et je suis loin de me flatter de les avoir toutes embrassées dans mon cadre.

Existe-t-il un médecin qui, la main sur la conscience, puisse dire n'avoir jamais employé quelqu'un de ces moyens, au moins une fois dans sa vie; s'il y en a un, c'est un phénomène.

Si vous voulez que les médecins se respectent, comme vous l'entendez, commencez par donner l'exemple, ou bien demandez et obtenez un conseil de discipline ; car, quoi qu'on en dise, il n'y a que les moyens de rigueur et les peines pécuniaires qui assujettissent la nature indomptable de l'homme (1).

(1) Néanmoins quelques avantages que l'on puisse retirer des conseils de discipline, ils n'arracheront pas du cœur les basses passions qui y couvent à l'état normal; ils ne feront pas qu'un médecin, généralement parlant , qui visite les pauvres malheureux d'un hospice ou celui traînant équipage n'aient toujours l'air de toiser sur le pavé

Le corps des avocats, des avoués, des notaires, du clergé, jouissent-ils de moins d'indépendance et de considération parce qu'ils sont assujettis à des règles, et à une discipline? non sans doute.

Pourquoi en serait il autrement de notre profession ? faites qu'un médecin ne soit plus à la discrétion d'un ami ou d'un ennemi, qui peuvent faire ou détruire sa réputation à l'aide des éloges ou de l'infâme calomnie.

Dans l'état actuel de notre société, le jeune médecin abandonné à lui-même, comme un fragile vaisseau sans gouvernail, au milieu du vaste

un modeste confrère à pied et qui à talent égal n'a pas les mêmes chances.

Pour mieux faire sentir leur prétendue supériorité (il n'est pas question ici de nos auteurs, ni des illustres professeurs de nos facultés et académies) ces grands docteurs *in petto*, craindraient trop s'amoindrir, par exemple, que d'accompagner à sa dernière demeure un confrère malheureux. Mais que l'un d'entre eux paye tribut à la nature ils accourent tous en foule pour l'escorter avec honneur, ou tenir un coing du poële, ce qui, soit dit en passant, ne se voit guère que dans le corps médical.

océan du monde, est obligé de lutter en désespéré contre tous les vents contraires qui menacent continuellement d'engloutir sa frèle embarcation , et dans le désespoir, vous le savez, on se fait une arme de tout, *furor arma ministrat*.

On s'accroche à toutes les branches, au risque de les voir casser et de périr corps et biens.

Vous le voyez, le médecin n'a guère d'autres ressources pour parvenir que le charlatanisme honnête des gens d'esprit.

D'un autre côté, comment les gens du monde pourront-ils jamais apprécier le mérite de ce jeune talent arrivé de la faculté? que de préventions à conjurer contre son inexpérience et sa prétendue incapacité ! le public juge de l'habileté d'un artiste par la beauté de son travail, d'un orateur par son éloquence ; l'œuvre du médecin, au contraire, est essentiellement occulte et inaccessible à l'intelligence du vulgaire ; ses succès modestes ont lieu seulement dans la chambre d'un malade. Ses bienfaits ne sont célébrés que dans l'asile du pauvre qu'il a secouru, tandis que ceux de l'avocat, par exemple, éloquent, humain, généreux, reçoivent une publicité rapide qui le conduit au moins à la célébrité, souvent à la fortune ; et pour comble de fatalité, les médecins qui seuls peuvent le juger, ses propres confrères, sont le plus souvent intéressés à le déprécier :

Ainsi on doit franchement excuser l'emploi du charlatanisme honnête ; puisque les médecins y sont assujettis par la nature même de leur état. De combien d'autorités ne pourrions-nous pas étayer nos assertions, nous nous contenterons des suivantes :

La *Gazette médicale* de Strasbourg, du 2 janvier 1846, d'après une feuille médicale de Berlin, disait, avec beaucoup de sens : Le congrès médical veut supprimer le charlatanisme ; mais le charlatanisme est dans le corps médical lui-même : est-il beaucoup de membres du congrès qui aient pu se dire en bonne conscience : Je ne suis pas un charlatan ! Si le mal est grand, le remède est peu efficace ; on ne paraît attendre du congrès aucun résultat bien remarquable à ce sujet.

La presse elle-même est-elle à l'abri du charlatanisme ? Pour être édifié à cet égard, il n'y a qu'à lire le feuilleton de la *Gazette des hôpitaux* 16 janvier 1848, feuilleton intitulé, les contradictions.

Voici comment elle s'exprime : Les soi-disant puritains de la presse médicale jettent l'anathême contre la réclame ; et ils lancent dans le public un monstrueux *factum* que déavoueraient MM. Véron, Duveyrier et Cie ; etc. Il n'est pas question ici des journaux politiques dont les deux dernières pages, c'est-à-dire, la moitié de la feuille, sont entièrement consacrées aux amateurs du charlatanisme.

M. Magendie, dans son discours sur l'état de la médecine pendant l'année 1845, prononcé à l'ouverture du Collège de France. Après avoir lancé des épigrammes contre l'homœopathie, l'allopathie, la médecine philosophique, la médecine camphrée, ammoniacale, le somnambulisme, etc., etc. Après avoir affecté le plus pur scepticisme et fait jouer à l'imagination le plus grand effet dans les cures obtenues, dit en propres termes :

Le charlatan éludera toujours vos prescriptions les plus sages ; car il sait que le malade a besoin d'être trompé ; oui, Messieurs, nous aimons l'erreur ; lors même qu'on nous prouve qu'on s'est joué de notre crédulité, de notre bonne foi, nous refusons de nous rendre à l'évidence elle même ; tantôt c'est le malade qui veut être trompé ; tantôt c'est l'industriel qui trompe sciemment ; tantôt enfin, c'est le médecin consciencieux qui, malgré toute sa probité, se laisse également induire en erreur par une fausse interprétation des moyens employés. »

Aussi l'on dit depuis longtemps,
L'homme est de glace aux vérités
Il est de feu pour le mensonge.

Un médecin de notre connaissance avait une véritable horreur pour une ombre de charlatanisme même le plus honnête ; il se plaignait souvent du charlatanisme employé, disait-il, par ses confrères, et quand l'occasion s'en présentait, il les faisait citer à la barre des sociétés de médecine ; la ruse la plus innocente le piquait au vif et le fâchait tout rouge.

Ce brave docteur, ayant été élu vice-président d'une société de médecine, fit annoncer cet événement par la voie des journaux, ayant bien soin d'observer au public qu'il n'était parvenu à ces hautes fonctions qu'à cause de l'estime que ses confrères lui accordaient, reconnaissant en lui un homme de mérite, et il ajoutait : La vice-présidence, Messieurs ! n'est pas sans importance ; puisqu'elle amène de droit à la présidence l'année d'après.

Ainsi l'année prochaine j'aurai l'honneur d'être Président de ladite société. Peu c'en est fallu qu'il n'ajoutât : prenez-en bonne note et souvenez-vous de moi.

En effet, l'année suivante, à la fin de sa présidence, il prononça le discours d'usage et le fit insérer *in extenso* dans les journaux de la localité.

Dans la *Gazette du midi*, du 23 novembre 1847, cet honorable médecin énumère au public combien de fois il a été vice-président et président dans les sociétés de médecine.

Bien loin de blâmer notre illustre président, je l'en félicite ; car il a rendu hommage au charlatanisme.

Puisque nous sommes en train de corroborer notre opinion par l'exemple ou les leçons de nos confrères les plus distingués, nous ajouterons : que le docteur Mathieu, de Paris, dans son ouvrage (1) s'exprime assez nettement : Je suis bien loin, dit-il, de faire la guerre aux talismans, aux amulettes, à certains remèdes de bonne femme; à l'occasion, ce sont de forts bons agents médicinaux. Plus haut, à la page 683, il dit encore : « Si aujourd'hui, il y avait un tombeau du diacre Pâris, faisant des miracles, je n'hésiterais pas à y envoyer tous les malades réputés incurables. Dans le nombre, quelques-

(1) Études cliniques des maladies des femmes appliquées aux affections nerveuses et utérines, p. 684. — Très-fort vol. in-8°. Paris, chez J.-B. Baillière.

uns guériraient peut-être, tant est grande la puissance de l'imagination, laquelle après tout est peut-être un remède que nous tenons de la bienveillance de la divinité. Le médecin doit les considérer comme les arcanes les plus puissants. »

Du reste, ce ne sont pas toujours des hommes ignorants et crédules qui ont eu foi à la vertu des amulettes et autres préservatifs. Bayle avait l'intime conviction, que la poudre de crâne humain, échauffée par la chaleur de la peau, l'avait guéri d'un saignement de nez opiniâtre.

Vanhelmont et Zwelfer, hommes très-distingués dans leur siècle, ont regardé les poudres et les trochisques de crapaud comme un moyen préservatif de la peste, tant l'empire des préjugés a de l'influence sur les esprits.

Parmi les anciens, Plutarque et Pline le naturaliste ont consigné dans leurs écrits la naïve tradition qui consistait à croire : que Pyrrhus n'avait qu'à toucher les malades de so orteil droit pour les guérir des maladies du foie. Aussi ce fameux orteil, conservé dans un reliquaire, fut placé dans le temple.

On peut donc considérer le charlatanisme permis comme un véritable Protée, puisqu'il se manifeste de mille manières différentes, suivant les temps, les lieux, les personnes au milieu desquelles on vit. Le public lui-même est tellement imbu de cette fausse idée de similitude entre le médecin et le charlatan, qu'il n'est pas rare d'entendre dire : Ce médecin est un homme de mérite, mais il est bien fâcheux qu'il ne soit pas assez charlatan, c'est-à-dire, qu'il ne cherche pas à en imposer par un grand verbiage, par des manières et des costumes originaux; enfin, qu'il ne donne pas de lui-même une haute idée par des dehors trompeurs. Eh! pourquoi tant blâmer un charlatanisme honnête dans la médecine? puisque le charlatanisme se dévoile partout; dans les arts, les industries, les sciences, la politique, chez les hommes les plus haut placés, comme chez l'humble prolétaire.

Nous sommes loin aujourd'hui du temps des

mulettes des peuples antiques, de l'élixir d'immortalité du Thaumaturge Cagliostro, du baquet magnétique de Mesmer, du talisman des arabes et de la panacée universelle de Paracelse.

Nous n'avons plus foi aux augures, aux épreuves du feu et de l'eau bouillante, à la vertu des gris-gris ; aux exagérations de l'esprit humain a succédé partout une saine appréciation des choses ; mais quoi que l'on fasse pour éviter le charlatanisme, on y revient toujours, et semblable à une pierre d'aimant, il nous attire vers lui d'une manière irrésistible.

L'esprit humain est ainsi bâti : la vérité toute nue lui déplait ; de tous temps on a eu recours au mensonge pour faire briller la vérité. Les acteurs sur la scène, chaussent le cothurne, revêtent des ornements somptueux, recouverts de lames d'or et d'argent ; un orchestre nombreux fait retentir la salle du spectacle, des milliers de flambeaux jettent partout un éclat éblouissant; afin que les imaginations s'exaltant, les cœurs battent sous l'impression de mille émotions plus ou moins agréables.

La religion elle-même connaissant le faible de l'esprit humain, le sachant incapable de s'élever par lui-même jusqu'au ciel, au Dieu éternel, ne lui présente jamais la vérité toute nue; elle frappe les esprits, si l'on peut s'exprimer de la sorte, tantôt par des cérémonies imposantes ; tantôt par des images gigantesques; les prêtres montent à l'autel recouverts d'habits somptueux, enfin ils appellent les fidèles dans les temples au son éclatant des cloches.

Les tribunaux ne s'assemblent jamais pour rendre la justice sans étaler un appareil imposant capable d'inspirer des sentiments de respect ou de crainte dans l'esprit de la multitude.

Les marchands ne placent-ils pas sur les portes de leurs magasins des enseignes monstrueuses ou des oripeaux plus ou moins brillants? Enfin, si nous parcourions tous les états et toutes les conditions, nous trouverions inscrit dans tous les esprits ce sentiment intime et comme inné de la nécessité du charlatanisme pour réussir dans les affaires.

Le perruquier est un coiffeur, le cordonnier, un bottier ; le portier, un concierge ; un pédagogue, un homme de lettres ; un rimailleur, un poète ; un maître maçon, un architecte ; un chat, un lapin ; le lapin, un lièvre ; le lièvre, un foudre de guerre.

Le médecin seul sera condamné à vivre dans l'obscurité, sans qu'il puisse employer aucun moyen pour en sortir, à Dieu ne plaise !

Si le soleil ne paraît sur l'horizon que pour éclairer et échauffer toutes les parties du globe indistinctement, les intelligences humaines n'ont été créées que pour apprendre à se connaître, à s'associer ensemble, et elles ne peuvent le faire que par les moyens généralement reçus et employés par l'universalité des êtres créés.

Les hommes même les plus chatouilleux en

matière de charlatanisme, les auteurs et les philosophes dans leurs écrits, ne présentent jamais la vérité toute nue ; ils la revêtent de la magie de l'éloquence, de la poésie des fictions et des hypothèses, qui sont une sorte de poésie ; aussi les auteurs didactiques sont peu lus, dans les sciences comme dans la littérature.

Beaucoup de savants n'ont jamais lu Descartes, Leibnitz, Pascal, Bourdaloue ; tandis que les poésies modernes et les ouvrages romantiques sont entre les mains de tout le monde. En matière de médecine, beaucoup de docteurs n'ont jamais étudié les œuvres d'Hippocrate, de Galien, Barthez, Baillou, Boerhaave, tandis que les ouvrages modernes, où l'on trouve presque toujours un parfum de poésie, comptent plusieurs éditions par an, et cela pendant plusieurs années.

Dans la pratique même de la médecine, le praticien est obligé d'avoir recours au mensonge, ou plutôt aux ruses innocentes, tantôt pour obtenir une purgation salutaire, tantôt pour provoquer le vomissement; c'est ainsi, dit Montaigne : que pour faire avaler l'absinthe, le médecin est souvent forcé de border de miel la coupe qui renferme cette potion noire, qui doit donner aux membres de l'enfant la vigueur de la santé.

Le seul moyen, à notre avis, pour anéantir complétement le charlatanisme de toute nature et de relever en même temps la dignité du corps médical, serait tout simplement : que chaque commune indistinctement, fît figurer dans son budjet annuel et comme dépenses obligatoires, l'entretien d'un ou plusieurs médecins, suivant la population, qui recevraient ordinairement, 2 fr. 60 à 75 c. par feu, et seraient forcés, moyennant cette somme, de soigner gratuitement tous les habitants. Les pauvres indigents pourraient être dispensés du payement de cette somme, et les riches obligés de payer pour leur compte, ce dont ils se feraient un vrai plaisir, vu la modicité du prix et l'avantage de faire une bonne œuvre.

Vers les années 1833, 34 et 35, cet usage avait lieu à Rome ; nous ignorons s'il s'est perpétué jusqu'à nos jours; mais il est évident que ce serait un vrai progrès, et pour chaque commune, comme un *monte frumentario* (1). Ajoutez à cela, que les places seraient données au concours ou aux plus dignes, par des professeurs, sans la protection des talons rouges du corps médical; c'est-à-dire, des médecins qui, ayant été assez heureux pour se former une clientèle, se croient en droit de juger du mérite de leurs confrères qui n'en possèdent pas.

(1) En Italie, du moins dans les états romains, on appelle monte frumentario, un approvisionnement de blé existant dans chaque village; chaque cultivateur peut y emprunter lors des semailles, sous condition de rendre après la récolte avec une petite quantité en sus à titre d'intérêts. Par cette institution les paysans sont délivrés des usures ou des emprunts forcés plus redoutables pour eux que la grêle et le charençon!

FIN.

OUVRAGES DU MÊME AUTEUR.

Sous presse pour paraître incessamment.

1° **MÉDECINE DOMESTIQUE ET PRATIQUE DES ENFANS.** Contenant l'exposé des maladies aiguës et chroniques des Enfans avec leur traitement le plus simple, mis à la portée de tou le monde, suivi d'un traité d'hygiène du nouveau-né et de la nourrice terminé, par une série de formules économiques.

2° **DE LA FEMME CONSIDÉRÉE** sous les triples rapports physiologique, moral et littéraire. Mémoire lu et applaudi en séance publique à la société nationale de médecine de Marseille.

3° **DES INFIRMITÉS HUMAINES.**

PARIS.—IMP. DE MOQUET, 92, RUE DE LA HARPE.

www.ingramcontent.com/pod-product-compliance
Ingram Content Group UK Ltd.
Pitfield, Milton Keynes, MK11 3LW, UK
UKHW020940180726
13838UKWH00003B/1057

9 782329 409610